# COMMENT ON SE DÉFEND

### CONTRE LES

# FIÈVRES ÉRUPTIVES

## *LA LUTTE*

### Contre la Rougeole, la Scarlatine et la Variole

#### (VARICELLE, RUBÉOLE, RÔSÉOLE SAISONNIÈRE)

PAR LE

## Dr Henry LABONNE

Licencié ès sciences

Officier de l'Instruction publique

Ancien Interne des Hôpitaux de Paris

———

**Prix : 1 franc**

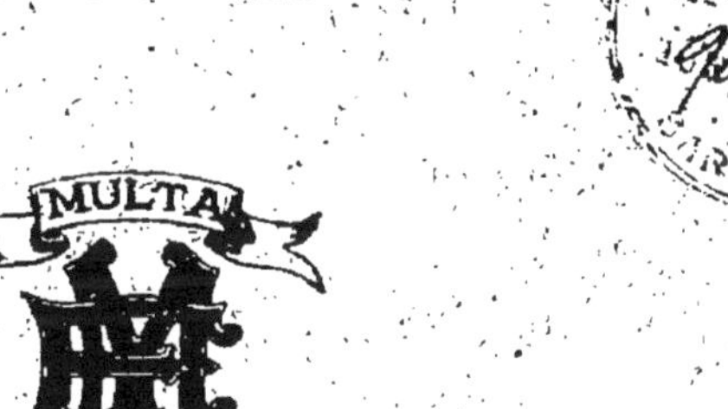


PARIS

## L'ÉDITION MÉDICALE

29, RUE DE SEINE, 29

———

*Tous droits réservés*

# COMMENT ON SE DÉFEND

## CONTRE LES

# FIÈVRES ÉRUPTIVES

### La Lutte contre la Rougeole, la Scarlatine et la Variole

#### (VARICELLE, RUBÉOLE, ROSÉOLE SAISONNIÈRE)

# COMMENT ON SE DÉFEND

## CONTRE LES

# FIÈVRES ÉRUPTIVES

## LA LUTTE

### Contre la Rougeole, la Scarlatine et la Variole

(VARICELLE, RUBÉOLE, ROSÉOLE SAISONNIÈRE)

PAR LE

## Dr Henry LABONNE

Licencié ès sciences
Officier de l'Instruction publique
Ancien Interne des Hôpitaux de Paris

Prix : 1 franc

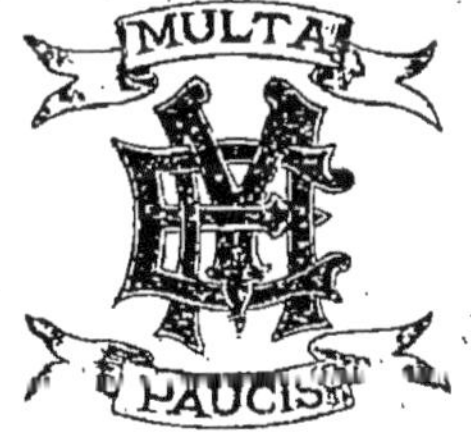


PARIS

## L'ÉDITION MÉDICALE

29, RUE DE SEINE, 29

*Tous droits réservés*

# AVANT-PROPOS

———

Toutes les classifications nosologiques sont d'accord pour trouver que la *rougeole*, la *scarlatine* et la *variole* forment un groupement naturel sous la dénomination de *fièvres éruptives*.

Ma monographie se divise donc en trois chapitres auxquels j'ai annexé un quatrième très concis traitant de la varicelle (qu'il ne faut pas confondre avec la varioloïde), de la rubéole (dont je viens d'observer un cas typique et *pur*) et de la roséole saisonnière.

Si, dans mes autres opuscules, j'ai surtout visé à instruire le grand public, j'ose dire que mes confrères liront celui-ci avec profit, car j'ai beaucoup travaillé à présenter les symptômes et les méthodes de traitement nouvelles sous une forme précise, claire et brève.

L'influence des rayons rouges sur la période de dessiccation pour empêcher les cicatrices pigmen

taires semble aujourd'hui démontrée, j'en ai parlé
au traitement de la variole, bien entendu.

*Comment on se défend contre les fièvres érup-*
*tives* aura donc, j'espère, le succès des autres vo-
lumes, de la même utile et peu coûteuse collec-
tion.

Docteur Henri La Bonne.

Paris, le 1<sup>er</sup> juillet 1901.

# COMMENT ON SE DÉFEND

## CONTRE LES

# FIÈVRES ÉRUPTIVES

### La Lutte contre la Rougeole, la Scarlatine et la Variole

#### (VARICELLE, RUBÉOLE, ROSÉOLE SAISONNIÈRE)

---

## CHAPITRE PREMIER

### ROUGEOLE

Quelle est la mère qui ne connaît pas cette fièvre règnant si souvent à l'état épidémique sur les enfants? Qu'est-elle donc? On peut la définir, une pyrexie contagieuse caractérisée surtout par une phlegmasie ou exanthème cutané léger composé de petites taches roses disséminées sur toute la surface de la peau, précédé et accompagné d'angine, de coryza, de larmoiement, de toux. Si la scarlatine, que nous étudierons plus tard, a une tendance aux localisations inflammatoires vers les *séreuses*, la rougeole a, elle, une propension des plus marquées à se porter vers les *muqueuses*. Comme les adultes ont presque toujours eu la rougeole dans leur enfance et qu'ils jouissent de la sauvegarde que procure une première atteinte, fût-elle légère, ils semblent échapper de prime abord aux épidémies, mais il n'en est pas de même pour les contrées que la maladie envahit d'emblée et où elle rencontre des organismes vierges. Ainsi aux Fœroër, archipel que j'ai décrit dans le *Tour du Monde* (Hachette, deux livraisons), et où je suis resté un mois, il advint ceci : en 1846, un étranger en puissance de rougeole ayant débarqué à Thorshavn, capitale des îles, tous les habitants, y compris les vieillards, furent contagionnés par lui et le mal exerça de violents ravages.

Dans l'armée la rougeole frappe souvent les jeunes soldats émigrant des champs, où ils avaient échappé à la contagion, dans les grands centres.

Comment se fait la contagion ? Les tentatives d'inoculation d'homme à homme n'ayant pas donné de résultats probants, il faut bien admettre qu'elle se transmet à distance par les voies naturelles, comme la scarlatine, elle est surtout contagieuse à la période d'état, voire terminale ; mais peut-être aussi au début. C'est en hiver et au printemps qu'elle est le plus souvent constatée et ses épidémies marchent souvent de pair avec les deux autres fièvres éruptives ou avec les oreillons ; pas si bêtes déjà étaient donc nos devanciers qui admettaient une *constitution médicale*, c'est-à-dire un milieu ambiant favorable au développement des mauvais germes.

**Forme normale.** — Comme pour la scarlatine je

décrirai quatre périodes : incubation, invasion, éruption, desquamation.

*Incubation*. — Semble varier entre huit et douze
jours, il est bien difficile, en effet, de dire à quelle
minute précise le virus va pénétrer un organisme pour
y révéler sa présence ; ce que l'on sait bien, c'est que
lorsque la maladie vient à être importée dans une
agglomération, c'est dans ce laps de temps qu'elle se
manifeste.

*Invasion*, — Elle s'annonce par un cortège fébrile
mais ne débute pas aussi brusquement que la scarlatine ou que la variole, le thermomètre ne monte ni
aussi vite ni aussi haut que dans ces deux autres fièvres
éruptives, il y a des frissonnements, du mal de tête,
des saignements de nez. La fièvre subcontinue (38 à
39 degrés centigrades) avec rémissions matinales assez
marquées, offre ordinairement une chute le troisième
jour.

Les enfants ont quelquefois des convulsions qui dis-
paraissent avec l'éruption.

Dès le commencement de cette période d'invasion les
malades sont pris de larmoiement, résultat de l'injection conjonctivale, de photophobie, de coryza avec dé-
mangeaison nasale, éternuements répétés, écoulement
de mucus par les narines, le *facies* rouge, bouffi, présente un aspect gonflé caractéristique.

Vers le troisième jour il existe une sensation désa-
gréable et agaçante de chatouillement au niveau du

larynx, la voix est rauque, férine (rugissement du lion), l'expectoration nulle ou fort peu abondante. Girard de Marseille a observé sur le voile du palais, un piqueté rouge composé de taches rosées, légèrement en saillie, séparées par des intervalles de muqueuse normale paraissant alors plus pâle; ce piqueté apparaît du deuxième au quatrième jour.

Il est facile de comprendre combien ces larmes, ces mucosités et cette toux sont susceptibles de communiquer la rougeole soit médiatement, soit par contact direct.

*Eruption*. — Quand les catarrhes sont ainsi arrivés à une période dite de *coction*, l'exanthème survient d'abord à la face derrière les oreilles, aux tempes, aux joues, au menton, puis il gagne le cou, les membres, le tronc. Il est à son maximum après deux journées. Au tronc et aux membres, l'aspect est typique : *taches plutôt rose vif que rouges*, un peu proéminentes, rappelant des morsures de puce, du volume d'une lentille, à bords tranchés, net, quoique non réguliers, séparées les unes des autres par des intervalles anguleux où la peau conserve sa teinte habituelle, s'effaçant lentement sous la pression du doigt. Ces taches sont isolées ou groupées comme des fleurs en corymbes (Lieutaud). Au visage l'éruption est plus rouge, plus vive, plus animée, plus confluente, « souvent fondue dans la rougeur diffuse du stabe d'invasion », Maurice Nicolle. Si les taches roses se changent en papules saillantes on a alors la *rougeole dite boutonneuse*; il peut également arriver que les taches soient par places pétéchiales sans indiquer une forme hémorrhagique proprement dite, ces petites ecchymoses n'étant dues qu'à la violence du processus inflammatoire.

L'exanthème qui n'a pas le caractère critique de celui de la variole, en ce sens que le thermomètre ne baisse pas dès qu'il apparaît, pâlit du septième au huitième jour, à la figure d'abord, puis au tronc et aux membres. La fièvre diminue vers le sixième jour, puis disparaît en vingt-quatre ou trente-six heures.

Le larmoiement cesse, l'injection des paupières et des conjonctives diminue, l'écoulement nasal s'épaissit et se concrète à l'orifice des narines. L'expectoration rare d'abord, puis composée de glaires filantes et transparentes, se change en crachats jaunâtres, pelotonnés, nummulaires, analogues à ceux des phtisiques, en un mot, puisqu'ils nagent dans un stroma limpide. J'ai déjà dit que chez l'enfant il n'y avait pas de toux d'expectoration. A l'auscultation on perçoit les bruits habituels des bronchites aiguës (sibilance, râles muqueux, etc.). La voix reprend son timbre normal.

*Desquamation.* — L'éruption de la rougeole est suivie d'une desquamation *furfuracée* qui débute au neuvième jour environ et dure quatre à cinq jours, mais comme les écailles épidermiques sont des plus minces elles peuvent facilement passer inaperçues, entraînées par la sueur. Quoi qu'il en soit, ces lamelles furfuracées sont typiques et c'est avec ces follicules desquamées que l'on a tenté des inoculations préventives.

En même temps toutes les affections des muqueuses entrent rapidement en résolution et la guérison joyeuse complète, arrive à moins qu'il ne survienne des complications tardives.


**Formes anormales.** — On peut en distinguer trois, savoir : par début insolite, par bénignité (nul ne s'en plaint !), par malignité.

Les formes insolites, comme le qualificatif l'indique, sont celles qui prennent le masque d'une autre maladie aiguë : bronchite, catarrhe intestinal, laryngite stridulente, otite.

Les formes bénignes *très communes* désignées encore sous le nom d'abortives, sont celles dans lesquelles la fièvre et l'exanthème sont réduits à leur minimum.

Beaucoup d'auteurs hésitent à classer dans les formes bénignes la rougeole sans son cortège catarrhal et préfèrent l'appeler saisonnière ; j'ai eu cette année l'occasion d'en observer un cas sur un de mes amis.


**Formes malignes.** — Classiquement on en distingue trois bien tranchées : nerveuse, dyspnéique et hémorrhagique,

1º Nerveuse. — *Phénomènes infectieux très violents.* Agitation, abaissement de la température rare, plus souvent hyperthermie, délire, vomissements, troubles ataxo-adynamiques, peau distendue, flasque. L'éruption manque ou offre sur le tronc une lividité terrifiante, car la mort suit souvent ;

2° Dyspnéique; d'où le nom de catarrhe suffocant; ici la rougeole se manifeste d'emblée par une broncho-pneumonie dont le tableau est des plus dramatiques; assis sur son lit le malade lutte de toute son énergie contre la dyspnée pour éloigner l'asphyxie, les ailes du nez sont agitées de mouvements rapides, toutes les puissances respiratoires sont mises en jeu, le thorax se dilate, la bouche s'entr'ouvre, mais peine inutile, l'air hélas ne se renouvelle plus assez souvent dans les alvéoles pulmonaires, l'acte mécanique de la respiration s'accomplit encore mais l'hématose ou acte physiologique ne s'effectue plus, une déchirante sensation d'angoisse torture l'asphyxié, la face bleuit, les membres se refroidissent, le pouls devient filiforme, irrégulier et l'inspiration cesse ;

3° Hémorrhagique ou *rougeole noire*; les hémorrhagies se produisent par les surfaces muqueuses; entérorrhagies, épistaxis, métrorrhagies.

## Complications.

La plus fréquente, c'est la *broncho-pneumonie, bronchite capillaire épidémique, rougeole des bronches*, on peut même dire que sans cette complication la rougeole serait une maladie pour rire, mais comme toute inflammation catarrhale de la muqueuse bronchique est dangereuse, c'est cette bronchite qu'il faut surtout prévenir ou combattre. Elle apparaît à toutes les périodes mais surtout à la période d'état, elle est très rare avant la *phase d'éruption;* les adultes sont plus épargnés que les enfants.

## TRAITEMENT

Il comprend quatre points :

La prophylaxie. — Le régime. — L'hygiène. — Les médicaments.

Les enfants doivent être isolés avec soin, car si la rougeole est bénigne par elle-même, nous venons de voir qu'elle entraîne souvent des complications pulmonaires redoutables. Le docteur Georges Petit dit même dans son volume « Comment on défend ses enfants » quel peut être le point de départ de la tuberculose. « C'est un fait que nous avons observé souvent dans notre pratique personnelle, il importe donc de surveiller spécialement la convalescence, et, à cette époque, le changement d'air donne d'excellents résultats. » Les autres enfants seront écartés de l'appartement et expédiés, si possible, en d'autres lieux.

Donc, *isolement rigoureux des malades jusqu'à guérison complète.*

*Régime.* — S'abstenir *au début* de toute médication, active ; le malade sera couché dans une salle bien aérée, *pas de rideaux ni au lit ni aux fenêtres,* pas d'encombrement, donc aucune visite, sauf celle de l'homme de l'art, pas de surcharges, ni d'édredons, ni de couvertures, fuyez les conseils du préjugé populaire qui recommande de faire suer et ne torturez pas votre jeune malade comme l'auteur le fut dans sa prime jeunesse par la privation de boissons fraîches. Il est en effet singulier de voir comment, sous l'égide des idées préconçues et peut-être même sous l'influence d'une cruauté inconsciente,

• Tout homme a dans son cœur un tyran qui sommeille •

nos pères martyrisaient les malades :

Saignées répétées, privation de boire, privation d'aliments, cautères, vésicatoires, toute la lyre du jardin des supplices ! Mais si, faites boire votre malade autant qu'il le voudra.

Limonades au citron, vineuse, tisanes agréables, etc., etc. Ingéniez-vous, au contraire, à lui préparer d'agréables infusions théiformes variées.

*Hygiène.* — Se résume en deux mots : *température convenable, aération.* Le manque de combustible fut pendant le siège de Paris cause de la gravité de la rougeole ; 18 à 20 degrés est la température de choix ; la bronchite catarrhale, cela se conçoit bien, en dehors de l'élément spécifique, peut dépendre des influences atmosphériques. La rougeole est de reste bien plus normale, bien plus bénigne en été qu'en hiver.

*Médicaments.* — Dans les formes légères, on ne prescrira que des toniques :

    Cognac ou rhum............... 60 grammes.
    Potion diacode............... 60    —
    Limonades citriques, limonades lactiques.

Pour calmer la toux, j'emploie volontiers le mélange suivant :

    Teinture de drosera........... 2 grammes.
    Teinture de belladone.. ..... 2    —
    Teinture d'aconit............. 4    —

à la dose de quelques gouttes par jour s'il s'agit d'un enfant et de 90 gouttes pour un adulte.

La rougeole aime une atmosphère pure et souvent renouvelée, je le répète à dessein, on peut placer aux quatre coins de la salle quatre assiettes remplies de menthol Van Denn, il s'en évaporera suffisamment pour détruire les émanations et les microbes.

Contre le collapsus, une à deux seringués de :

    Benzoate de caféine......... 3 grammes.
    Eau distillée................ 10    —

Une demi-seringue toutes les deux heures jusqu'à disparition du danger. Les vomitifs dans la *bronchite capillaire* ne produisent qu'une amélioration passagère.

L'enveloppement dans les draps mouillés, les bains tièdes donnent de meilleurs résultats que le traitement pharmaceutique.

La convalescence sera aidée par le vin Néophosphaté du Docteur Henry Melville.

# CHAPITRE II

## SCARLATINE

La scarlatine est une fièvre éminemment contagieuse, caractérisée par une angine bien spéciale et un exanthème écarlate (d'où son nom) généralisé, suivi d'une desquamation épidermique par larges lambeaux. La nature parasitaire de cette pyrexie est vraisemblable mais non encore prouvée en l'an de grâce 1901, On trouve bien à la vérité un streptocoque dans le sang, dans l'intestin, dans la gorge des scarlatineux ; mais comme ce micro-organisme est également constant dans les infections secondaires, on ne saurait, en toute bonne foi, lé considérer comme la cause, comme l'agent de la scarlatine.

La scarlatine est du reste moins contagieuse que la rougeolé ou que la variole, et les tentatives d'inoculation probante n'ont pas réussi. C'est une maladie de la deuxième enfance et de l'adolescence, fréquente surtout en automne et en hiver. *On ne l'a pas deux fois.*

*Description.* — La forme normale se divise en quatre

périodes bien tranchées : incubation, invasion, éruption et desquamation.

1° *Incubation*. — Trousseau dit qu'elle peut être de vingt-quatre heures seulement, mais elle est en moyenne de trois à cinq jours.

2° *Invasion*. — Elle commence par des phénomènes généraux rapidement suivis des symptômes d'une angine douloureuse et aiguë, l'ascension du thermomètre est brusque, la température s'élève plus haut que dans la variole, à 40°, 41°, le pouls bat de 110 à 120, les adultes ont des frissons, de la migraine, de la courbature ; les enfants, des convulsions ou des spasmes.

La peau est sèche, brûlante, la soif vive : il y a une constipation presque constante ; pas de douleurs de reins ni de vomissements, en général.

Faisant cortège à la fièvre, le mal de gorge s'accuse par de la rougeur du pharynx et de la tuméfaction des amygdales, la douleur est surtout marquée par les mouvements de déglutition, les ganglions sous-maxillaires sont le plus souvent tuméfiés.

3° *Eruption*. — L'exanthème qui commence à se montrer vers le déclin du deuxième jour ou au commencement du troisième débute par le tronc, non à la figure, comme dans la variole, puis s'étend : pli du coude, abdomen, cou, face, etc. ; il atteint son apogée en deux ou trois jours pour disparaître en vingt-quatre ou quarante-huit heures. C'est sur le tronc que l'éruption est le plus typique, en *plaques d'érythème* larges, mal définies, je veux dire sans frontières bien circons-crites, tendant à se fusionner, on dirait d'un corps barbouillé avec du jus de betteraves. Ces plaques ont un fond rouge écarlate sur lequel se détache un pointillé, un granité plus foncé. A leur niveau, la rougeur dis-paraît sous la pression du doigt, mais l'ongle laisse une raie, dite *raie anémique*, qui persiste assez longtemps. Sur les membres, c'est du côté de la flexion qu'il faut en chercher les premières manifestations. Au visage, elle (l'éruption) est zébrée, c'est-à-dire que des bandes de traînées rouges alternent avec des raies blanches. Il est commun de constater du gonflement et un semis de vésicules miliaires causant de vives démangeaisons. Vous venons de décrire l'éruption normale, mais elle peut présenter des anomalies : *scarlatine ponctuée*, *scarlatine papuleuse*, *scarlatine bulleuse* suffisam-ment caractérisées par ces adjectifs significatifs.

Pour le médecin, qui a déjà eu à soigner plusieurs scarlatineux, existe un signe très particulier mais bien positif sur la langue. Cet organe apparaît *framboisé* vers la fin de la période éruptive, parce que, dépouillé de tout enduit saburral, il se montre rouge, lisse, comme sanguinolent et hérissé de papilles saillantes rappelant celles qui convertissent la langue des ruminants en une râpe accidentée de petites pointes.

La fièvre marche parallèlement à l'éruption ; la chute ou défervescence ne s'annonce que lorsque la rougeur diminue, elle se fait en deux ou trois jours. Les urines cessent en même temps d'être aussi rares ou chargées et d'accuser un peu d'albumine à l'analyse.

Sans différer de ceux qu'on observe dans toute fièvre intense, il y a, bien entendu, des malaises nerveux et gastro-intestinaux.

4° *Desquamation.* — Marquant le début de la guérison, elle commence par le cou et la poitrine du cinquième au septième jour, elle a lieu par larges plaques, très épaisses aux extrémités ; la peau des mains se sépare assez souvent comme le ferait un véritable gant et dans ces chutes épidermiques, le derme apparaît *neuf*, lisse, douloureux à la pression, rouge ; le malade ressent la même impression que chacun a éprouvé après l'arrachement de la coupe d'un ongle. Au bout de quinze à vingt jours, on peut encore voir aux mains et aux pieds des débris de cellules épidermiques desséchées.

Au visage, la desquamation est farineuse ou furfuracée. La constatation de l'exfoliation de la peau qui persiste de huit à quinze jours est très importante à établir, car elle permettra de traiter l'albuminurie tardive avec la plus grande énergie.

**Formes anormales.** — Deux : bénignes ou frustes ; malignes.

Sydenham avait déjà dit que parfois la scarlatine n'a guère d'une maladie que le nom, parce que tous les symptômes en sont réduits à leur minimum. Mais, fait curieux, ces formes bénignes ne mettent pas à l'abri des complications. La scarlatine est *fruste* quand il n'y a pas d'exanthème.

*Maligne*. — *Hemorrhagique* rarement, *nerveuse* le plus souvent : délire, agitation, convulsions, *cas foudroyants* se terminant par le coma et la mort. Le traitement sur lequel je vais m'étendre longuement, puisque c'est surtout à lui qu'on s'adresse en lisant les « Comment on défend », est à la fois prophylactique, c'est-à-dire préservateur et curatif.

Le scarlatineux étant contagieux, il faut le soumettre à un rigoureux isolement tant que s'accomplit la desquamation ; ne pas laisser venir à lui ni les enfants ni les adolescents qui n'ont pas encore eu cette dangereuse fièvre éruptive. Les personnes de la famille, les gardes, les religieuses, le médecin qui le soignent devront revêtir un costume spécial qu'ils quitteront avant de sortir ; les mains, le visage seront lavés avec du *menthol van Denn étendu d'eau*. Pendant la maladie, les linges seront passés à l'eau bouillante, plus que bouillante, même, si l'on ajoute une poignée de sel de cuisine qui élèvera jusqu'à 107° la température de la lessiveuse. Après la guérison, il faudra sérieusement désinfecter la salle.

La belladone (Hahneman), le benzoate de soude (Smith), l'arsenic (Speransky), ont été conseillés à titre de prophylactique pendant les épidémies de scarlatine. Aux frères et aux sœurs du malade, Smith, médecin praticien à Moscou, donne pendant quinze jours, une à deux fois par jour, autant de décigrammes de benzoate de soude que l'enfant a d'années. Mais cette pratique n'a, à mon humble avis, rien de bien scientifique et ne mérite guère plus la confiance que l'inoculation préventive.

## TRAITEMENT CURATIF

Le scarlatineux sera maintenu au lit pendant les premiers jours et à la chambre trente à quarante jours. L'appartement doit être, autant que possible, spacieux, isolé et facile à aérer· Pour prévenir l'apparition de la *néphrite scarlatineuse,* on évitera avec soin toute cause de refroidissement, et pour peu que d'examen des urines signale la présence de l'albumine, il faudra ne laisser prendre comme aliment que du bon lait pendant quinze jours au moins. Je laisse le malade boire autant qu'il le veut.

Les bains de son tièdes donnés deux ou trois fois par semaine, même au début et pendant la période éruptive, soulagent beaucoup.

Pendant la desquamation les bains savonneux suivis de frictions avec des pommades favoriseront la chute de l'épiderme mortifié.

| | |
|---|---|
| Acide salicylique | 2 |
| Menthol Van Denn | 2 |
| Axonge benzoïnée | 100 |

(La Bonne)

Ces frictions *experto crede Roberto,* diminuent la boursouflure, calment les démangeaisons, apaisent l'irritation qu'augmente la température, empêchent la production des infiltrations phlegmoneuses et rendent la desquamation plus facile et moins contagieuse pour l'entourage.

L'antisepsie du nez sera assurée par des aspirations de menthol Van Denn (une cuillerée à bouche dans un verre d'eau tiède) ; on peut se servir de la seringue de Marfan.

Les gargarismes seront faits avec du chlorate de potasse 2 o/o, de l'acide borique 4 o/o, ou de l'acide thymique 1 o/o.

Mais j'insiste encore sur mes frictions à la graisse mentholée qui procurent un si grand bien-être à la peau chaude et sèche.

Dans les cas légers et moyens, dans les formes bénignes la fièvre tombe vite et il suffit de surveiller les fonctions digestives en donnant du calomel et des lavements d'eau bouillie, mais dans les formes graves ou malignes, il faut combattre tous les symptômes et d'abord la *fièvre* si elle est très élevée, 40°, 41°. Or, contre ce symptôme, l'hydrothérapie est bien supérieure aux médicaments antithermiques : quinine, acétate d'ammoniaque, etc, Trousseau conseille de procéder de la sorte : On jette sur le corps du malade placé dans une baignoire vide trois ou quatre seaux d'eau à la température de 20 à 25 degrés centigrades ; l'affusion dure une minute au maximum, le malade est roulé dans ses couvertures puis reporté dans son lit sans avoir été essuyé ; la réaction s'établit en moyenne après un quart d'heure. Les affusions sont répétées selon la gravité des cas une ou deux fois dans les vingt-quatre heures ; l'agitation et le délire se calment, la respiration devient meilleure et le scarlatineux accuse lui-même une sensation de bien-être.

Mais si les troubles nerveux ne concordent pas avec une grande élévation de température, les bains tièdes 24 à 28 Réaumur, durée 10 minutes, sont le meilleur calmant et antipyrétique.

Dans la scarlatine hémorrhagique, je prescris les astringents et les acides ; contre les saignements de nez ou les hémorragies utérines, les solutions de gélatine, l'ergotine, l'hamamelis. H. Roger prescrit :

| | |
|---|---|
| Chlorure de calcium cristallisé... | 6 grammes. |
| Sirop d'écorces d'oranges amères.. | 40    — |
| Eau-de-vie.. . .... ...... .... | 30    — |
| Teinture de cannelle..... ...... | 5    — |
| Eau *distillée*.............. .... | 50    — |

Si l'urine contient beaucoup de sang :

| | |
|---|---|
| Infusion de seigle ergoté......... | 2 grammes. |
| Dans eau...................... | 90    — |

ajoutez :

| | |
|---|---|
| Acide azotique.......... ...... . | 20 gouttes, |
| Sirop simple.................... | 10    — |

Une cuillerée à dessert toutes les deux heures (Smith).

*Complications* habituelles :

Néphrite, rhumatisme scarlatin, angines, coryza purulent, otite externe ou médiane, périostite de l'apophyse mastoïde, adénite.

*Néphrite.* — La vraie néphrite scarlatineuse ne se

rencontre guère que dans la troisième semaine, car il ne faut pas la confondre avec l'albuminurie précoce que l'on découvre souvent dans les premiers moments de la scarlatine albumineuse sans bien grande gravité et disparaissant d'elle-même par le régime du lait. Il faut donc surveiller les reins comme on surveille le cœur des rhumatisants, ou les poumons dans la rougeole.

L'essence de térébenthine a été conseillée comme prophylactique, on peut toujours conseiller de 60 à 100 grammes de sirop de térébenthine du Codex et même la faire arriver directement dans l'appareil respiratoire et circulatoire en plaçant quelques grammes dans une assiette chauffée au *bain-marie*.

L'anasarque, albuminurie abondante, hématurie, oligurie sont signes de néphrites graves et réclament un traitement énergique : bain chaud, 28 à 32 (Réaumur) avec enveloppement consécutif dans une couverture en laine jusqu'à forte transpiration une fois par jour, caféine, théobromine, injection de sérum artificiel en cas d'urémie :

Chlorhydrate de pilocarpine   1 centigramme.
Potion gommeuse........   100 grammes.

M. S. A. A. prendre de trois à six cuillerées à soupe par jour.

La quantité de pilocarpine ainsi administrée, bien que faible, serait cependant suffisante pour activer les fonctions de la peau, sans déterminer les phénomènes pénibles que provoquent de plus fortes doses de ce médicament.                                (LEMOINE).

Si malgré ce traitement rationnel, la néphrite scarlatineuse est passée à l'état chronique, on la traitera par le tannin, 3 pilules de 0 gr. 15 par jour.

Le sirop iodo-tannique du Codex ou le lactate de strontium.

Mais il ne faut pas se dissimuler qu'une albuminurie persistante après la néphrite scarlatineuse est chose grave et doit être toujours surveillée de très près par le médecin de la famille.

J'avais défendu le mariage à une jeune fille chez laquelle l'albuminurie reparaissait dès qu'elle cessait le régime lacté. Ses parents cédèrent à ses instances matrimoniales, Hélas ! elle mourut en quatre heures, prise subitement une nuit, vers le huitième mois de sa grossesse, d'accidents urémiques et éclamptiques ; *ab uno disce omnes*, voilà mon avis formel, *la grossesse est interdite aux jeunes filles albuminuriques*.

*Angines*. — Une des complications les plus ordinaires, les plus habituelles et malheureusement parfois des plus sévères, car les tardives sont fréquemment diphtéritiques. En ce dernier cas, je conseille le traitement local du médecin polonais A. Malinowsky, qui emploie en pulvérisation ou en inhalation la mixture suivante :

| | | |
|---|---|---|
| Créosote de hêtre........ | } | àà 50 centigrammes. |
| Thymol............... | } | |
| Alcool camphré........ | } | 25 grammes. |
| Essence de térébenthine. | } | |

A l'aide d'un pulvérisateur, on projette ce mélange, pendant dix à vingt secondes, sur la muqueuse pharyngienne et dans les cavités nasales et on répète ces pulvérisations toutes les deux heures. On peut aussi faire inhaler ce même liquide, qu'on place à cet effet dans un flacon à double tubulure. L'amélioration survient au bout de vingt-quatre heures. A ce moment les fausses membranes commencent à se détacher et la muqueuse prend un aspect plus normal. Il va de soi que l'application de ce procédé n'exclut ni l'emploi du menthol Van Denn comme gargarisme antiseptique, ni les lavages de la gorge ou des fosses nasales, ni le traitement général (tonique) de la diphtérie. *Éviter les vomitifs et les vésicatoires.*

Mais, si dès le début de la scarlatine, on pratique l'antisepsie bucco-pharyngienne, on a beaucoup de chance d'éviter soit les angines pseudo-membraneuses, soit les angines gangréneuses nécrotiques ou ulcéreuses.

Quel est donc le meilleur gargarisme?

Une infusion concentrée d'eucalyptus à laquelle on ajoutera pour un verre une cuillerée à bouche de *menthol Van D nn.* Bien faire arriver le liquide au delà de l'isthme du gosier, dans toute la cavité buccale et à la face interne des joues.

Suivant la trompe d'Eustache, les angines se compliquent parfois d'otites et de ganglions.

Contre l'otite, je conseille les injections, *faites doucement,* d'eau boriquée (bouillie), chaude, et contre les ganglions, des compresses humides, parfumées au menthol, aussi chaudes que possible. Beaucoup d'auteurs disent que l'on évite ainsi la suppuration adénopathique,

Le *rhumatisme scarlatin* sera soigné selon les indications que j'ai données dans mon autre monographie : *Comment on se défend contre le rhumatisme.*

Si un *coryza purulent* s'était développé il faudrait faire de grandes irrigations antiseptiques et après le lavage introduire dans le nez la pommade antiseptique dont j'ai conseillé plus haut l'emploi pour graisser le corps entier.

Si le cœur accusait de la faiblesse, comme il arrive dans les formes dites cardio-bulbaires, je rappelle, pour mémoire, à mes confrères, que les injections de caféine (0,20 à 0,50 centig.), de spartéine (0,03 centig.), de strychnine (*un milligramme seulement*), donnent des effets bons et immédiats.

Le vin Néophosphaté Melville (dépôt Monnot et C<sup>ie</sup>, 24, rue Michel-Lecomte, Paris), aux phosphates immédiatement assimilables, remonte très vite les organismes débilités.

Le sérum de Marmorek ou antistreptococcique ne produit aucun effet et la loi de Chéron que tous les sérums, pourvu qu'ils ne soient point toxiques, agissent de même, se vérifie une fois de plus dans la scarlatine. N'oublions pas non plus que suivant les sujets ou les races, la scarlatine évolue d'une manière très différente et que pas à pas, pour ainsi dire, le praticien doit suivre sa marche.

Enfin, pour terminer, le traitement suivant formulé par M. Gillet à propos des albuminuries intermittentes des sujets jeunes, convient à merveille aux suites rénales de la scarlatine.

L'organisme de l'albuminurique intermittent est en état d'hyponutrition, de nutrition pervertie.

Le traitement sera surtout hygiénique.

1° *Hygiène alimentaire*. — Le régime lacté absolu semble ne pas convenir. On gardera le lait dans le régime mixte, mais on lui adjoindra les légumes, surtout farineux, les fruits cuits. On ne permettra qu'un usage excessivement modéré de viande grillée bien fraîche.

Suppression de toute boisson alcoolique.

2° *Hygiène générale*. — On mettra en œuvre tout ce qui peut activer la nutrition, hydrothérapie, selon les cas, cure d'air, cure hydro-minérale, Saint-Nectaire en particulier. Pas de fatigues intellectuelles ni corporelles.

Frictions stimulantes, massage.

3° *Traitement proprement dit*. — L'action inhibitrice de la *position horizontale* la fait prescrire comme moyen curatif. Il y a quelques guérisons à son actif.

J'ai échoué, ajoute M. Gillet, après six mois chez une fillette de dix ans, malgré un séjour au lit absolu.

En tout cas, les albuminuriques intermittents doivent rester *debout le moins possible*.

Il faut veiller aux fonctions intestinales.

On peut ajouter des révulsifs sur la région lombaire ; comme médicaments, les tanniques, le perchlorure de fer peut-être, quoique je n'aie pas eu de résultat, l'opothérapie, soit hépatique, soit rénale, cette dernière surtout et avec des extraits tirés d'organes très jeunes.

En résumé, on s'est trop attaché, dans l'étude des albuminuries intermittentes, au syndrome albuminurie ; on a trop négligé l'état général du sujet.

L'albuminurie ne présente qu'un épiphénomène dont le déterminisme appartient aux conditions spéciales du moment dans le système nerveux et surtout circulatoire, mais le tout, commandé par une susceptibilité spéciale du rein, dérive lui-même de l'infection ou de l'intoxication antérieure ou concomitante.

# CHAPITRE III

## VARIOLE

La variole ou petite vérole est une fièvre contagieuse caractérisée par une éruption pustuleuse généralisée et offrant cinq phases : incubation, invasion, éruption, suppuration et dessiccation. Son nom lui vient de l'adjectif latin *varius*, tacheté, moucheté, et avant de la décrire il est bon de donner la définition des trois mots suivants qui accompagnent forcément son histoire :

Bouton, pustule, phlyctène.

Le *bouton* ne suppure pas ; la *phlyctène* contient un liquide séreux et non du pus ; la *pustule* est une très petite tumeur cutanée suppurant au sommet.

La variole est en même temps une maladie miasmatique et une affection virulente mais se propageant exclusivement par contagion directe ou indirecte.

1° *Incubation*. — La plupart des traités de médecine admettent que cette phase dure de huit à quinze jours (trois à huit seulement, d'après quelques-uns).

Il y a de la courbature, de la lassitude, des maux de tête, une certaine irritation des muqueuses pulmonaire, gastrique et intestinale, un peu de fièvre, du coryza, du larmoiement.

2° *Invasion*. — Phénomènes généraux consécutifs à ceux que je viens d'indiquer et remarquables par leur intensité ou même : *troubles cutanés* prémonitoires appelés *rash*. L'ascension du thermomètre mis sous l'aisselle est brusque, dès le soir du premier jour on peut lire 40°, 41°, voire 42° ; cette fièvre est continue avec petite augmentation chaque soir.

Les adultes accusent un violent frisson avec claquement de dents, unique le plus souvent, qui, chez les enfants, peut être remplacé par des attaques convulsives ; mal de tête violent, injection de la face et surtout des douleurs lombaires intenses (*symptôme important pour le diagnostic*), vomissements bilieux. Anorexie absolue, soif vive, douleur épigastrique, constipation chez l'enfant mais diarrhée chez l'adulte.

A cette période d'invasion se rattachent les quatre variétés de rash que les Anglais nomment : varioleus rash (mulberry, mûre-fruit, rash).

R : morbiliforme, R : scarlatiniforme ; R : érysipélateux ; R : ortie.

Le *scarlatiforme* est le plus commun, il se présente sous forme de rougeurs diffuses, larges plaques d'un rouge de framboise, occupant de préférence les aisselles, la région sous-ombilicale et inguino-crurale (Triangle de Scarpa), Le fond rouge de ces taches est souvent piqueté, parsemé de points de purpura ; elles atteignent leur maximum au bout de douze à vingt-quatre heures.

Elles s'évanouissent en deux à sept jours. A leur place la pustulation manque ou se fait mal.

3

Sydenham, Trousseau, écrivent que la phase d'invasion se limite à trois jours dans la variole confluente et à quatre dans la variole discrète, mais ces remarques n'ont rien d'absolu. Peut-être même Trousseau a-t-il écrit cela d'après le premier maître, car plus j'étudie et plus je découvre que les auteurs ne prennent pas toujours le soin de vérifier les assertions énoncées par leurs prédécesseurs, les *prétendus maîtres* sur ce point ne le cèdent en rien à leur disciple.

Le délire parfois observé disparaît en général au moment de l'éruption.

3° *Phase d'éruption.* — A un caractère *critique*, c'est-à-dire que lorsque l'exanthème, accompagné d'enanthème apparaît, la fièvre semble céder la place à l'éruption pustuleuse et tomber en même temps que l'état général s'améliore vite mais seulement d'une façon passagère.

La défervescence, dis-je, se fait brusquement, dans l'espace de vingt-quatre ou de quarante-huit heures.

Cas de variole confluente exceptés quand la fièvre de suppuration marque alors la *défervescence éruptive.*

L'éruption qui a deux périodes, l'une érythémateuse et l'autre papuleuse, se montre tout d'abord à la figure, sur le front, les paupières, les ailes du nez, la bouche et de là au tronc et aux membres. Elle se manifeste sous forme de taches arrondies, disparaissant sous la pression du doigt, tantôt unies par leurs bords et simulant ainsi un érysipèle, tantôt nettement séparées les unes des autres (variole discrète, variole cohérente, variole confluente.

Durant que les taches les plus récentes apparaissent aux extrémités, les prémières formes, en d'autres régions, s'élèvent en papules saillantes, arrondies aussi et cerclées d'une auréole rosée.

En vingt-quatre heures environ cette *papulation* est achevée. Aux papules succèdent des vésicules pleines d'un liquide séreux de couleur citrine et fréquemment, sauf à la face, ombiliquées, c'est-à-dire qu'ils offrent à leur centre une dépression en nombril.

Dans la variole *confluente* ces vésicules sont toutes petites mais en revanche, souvent jointes en pseudo-bulles.

En moyenne, la *phase d'éruption* dure trois jours.

4º *Phase de suppuration*. — Le contenu des boutons varioleux, qui se sont entourés d'une large aréole hortensia, se transforme en pus. L'ombilication, si elle existait, disparaît sous l'influence de la distension produite par les exsudats.

La *pustulation* commence à la face, gagne le buste et le tronc en vingt-quatre heures, puis atteint en dernier lieu les membres. A la figure, les pustules ont une tendance vers la convalescence qui arrive à son apogée dans la variole confluente. L'épiderme alors est soulevé tout d'un morceau par le pus sous-jacent ou nappe et la peau semble revêtue d'une feuille de papier parcheminé ; les paupières gonflées, collées par le pus, ne s'écartent qu'avec peine, les lèvres mal fermées laissent filer la salive, les mains et les pieds gonflés ne rendent plus de service et sont le siège de vives douleurs. Sydenham et Trousseau disent que l'absence ou la disparition rapide de cet œdème sont d'un fâcheux pronostic. Il y a des malaises du côté des muqueuses, parce que les ulcérations qui se font au niveau de l'isthme du gosier occasionnent de la dysphagie et que la laryngite et la bronchite engendrent une salivation et une dyspnée considérables. Les pustules s'associent bientôt en laissant échapper un pus mélangé de débris d'épiderme à odeur pestilentielle. La fièvre est en raison directe de l'abondance de l'éruption et décline le dixième ou onzième jour dans la variole *discrète*, le douzième et le treizième dans la *confluente*.

En ce dernier cas, il y a le plus souvent du délire.

La fièvre de suppuration est subcontinue, avec des rémissions matinales plus ou moins accentuées.

5° *Phase de dessiccation.* — Coïncide avec le début de la convalescence, car la fièvre est décidément partie. Les pustules se dessèchent d'abord à la face, puis il se forme à la surface du corps des croûtes plus ou moins épaisses, jaunes et fétides dont la chute est lente. Souvent, au dessous de ces dessiccations, on voit le pus s'accumuler et donner naissance à de multiples abcès. En tombant, ces croûtes laissent à leur place des *macules* vineuses auxquelles font suite (surtout au visage) par un caprice bien fâcheux de la maladie, des cicatrices blanches, déprimées, gaufrées, indélébiles, qui font dire au public du malheureux défiguré qu'il est grêlé comme poêle à chataigne. Des cicatrices vicieuses, plus laides encore, résultent souvent des larges surfaces de suppuration créées par la *confusion* des pustules. A cette période appartiennent principalement les poussées de furoncles, d'abcès, d'ecthyma ou les collections dangereuses des séreuses.

**Formes anormales.** — 1° Dans sa marche : varioloïde : 2° par sa bénignité ; 3° par sa malignité.

*Varioloïde*, c'est une *variole qui ne suppure pas*, une variole *abortive*, la fièvre de suppuration fait défaut et l'évolution se réduit à trois phases : *invasion, éruption, dessiccation*. Thompson qui le premier s'est servi de ce nom « variola », la variole, et « eidos » forme, l'appliquait à toutes les maladies susceptibles d'être engendrées par l'infection variolique et il y comprenait également le chickenpox. Il ne faut pas confondre la varioloïde avec la *varicelle*.

2° *Varioles bénignes* s'entendent de celles où tous les signes, tous les symptômes sont réduits à leur plus simple expression.

3° *Varioles malignes*, deux sortes : nerveuses et hémorrhagiques.

Dans le premier cas, les symptômes nerveux : agitation, convulsions, délire, dyspnée, prennent parfois dès le commencement une énorme intensité, annoncés qu'ils sont par des douleurs anormales au niveau du côlon, du thorax et des échancrures sciatiques, puis apparaissent tous les signes d'une *infection absolue*, et s'ils ne s'apaisent point au moment de l'éruption, le malade succombe.

Dans le deuxième cas, on a la *variole noire* des auteurs. La peau montre de larges ecchymoses, rash purpurique ; le nez saigne, les urines sont mélangées de sang, les femmes ont des métrorrhagies, l'état général devient rapidement mauvais et la mort fatale arrive soit avant l'éruption soit au début même de cette dernière en une crise de dyspnée avec face cyanosée et extrémités refroidies.

La guérison exceptionnelle mais cependant [possible n'est à espérer que dans les cas de variole noire hémorrhagique *tardive*.

*Complications*. — *Avortement* souvent mortel pour la mère, délire, diarrhée, vomissements.

L'éruption du larynx et des bronches peut asphyxier par une trop grande accumulation des mucosités et par œdème de la glotte. Une exagération de l'exanthème peut amener une conjonctivite violente avec fonte de l'œil par production de pustules à la surface de la cornée, d'où ulcérations consécutives.

Des mortifications de la peau : suppurations, décollement, gangrène du scrotum, orchite, péricardite, endocardite, néphrite interstitielle, parotidite, otites, adénites, phlegmons, myocardite. J'abrège, car comme le médecin sera alors appelé, il veillera à chacune de ces complications, et je puis, du reste, résumer la situation en cette phrase : on observe dans la variole toutes les dégénérescences communes aux fièvres graves : laryngites nécrosiques, colites ulcéreuses, altérations profondes des muqueuses surtout, lésions oculaires. Avant les bienfaits de l'hygiène, au début de ce siècle, le nombre des aveugles était beaucoup plus considérable qu'il ne l'est aujourd'hui ; doit-on rapporter ce progrès à la vaccine ?

## TRAITEMENT

D'abord, isolement *rigoureux* des varioleux jusqu'à guérison complète ; rideaux rouges ou mieux verres rouges aux fenêtres ; il semble démontré que si le visage n'est exposé qu'à ces rayons-là, la beauté sera conservée. On arrive également à supprimer ou tout au moins à diminuer de beaucoup la suppuration en appliquant la méthode *éthérée-opiacée*.

    1° Extrait thébaïque.......    0 gr. 10 cent.
    Potion gommeuse......  120 grammes.

par cuiller à soupe dans la journée.

2° Injection de 1 centimètre cube d'éther matin et soir (Dieulafoy).

Lorsque la maladie est parvenue à la période de suppuration, on peut - il faut du dévouement — percer toutes les pustules avec la pointe d'une aiguille pour donner issue au pus et l'on évitera ainsi les cicatrices indélébiles.

Le docteur Aud'houi, médecin des hôpitaux de Paris,

m'a affirmé avoir eu ainsi maintes fois les résultats les plus probants.

A propos de la variole, j'ai deux faits nouveaux et *inédits* à mentionner ; le premier m'a été signalé par mon excellent confrère le docteur Barnay, qui exerça jadis à Roanne. Dans cette région, les habitants ont l'habitude de coudre un drap blanc autour du mort avant de fermer la bière. Or, la femme chargée de ce soin s'étant piqué le pouce avec une aiguille qui avait égratigné le cadavre d'un varioleux s'inocula localement la variole et l'éruption se limita exclusivement au pouce et à l'index. Que d'observations diverses pourraient prendre les médecins de campagne, s'ils en avaient le loisir et si surtout les *officiels* daignaient les lire !

Ma deuxième remarque, personnelle je crois, est la suivante : de même que la poudre de riz donne plus d'expression à la physionomie de Pierrot, accentue les traits, adoucit les linéaments, mais exagère la ligne, ainsi font les cicatrices indélébiles sur le visage du varioleux. On connaît une actrice célèbre dont la douce physionomie ne fût pas altérée par ces destructions d'épiderme blanches, déprimées et gaufrées ; mais au contraire, le gérant d'une maison d'éditions auquel plusieurs de mes confrères ont eu affaire et qu'ils reconnaîtront en lisant ces lignes, a pris sous l'effet de la variole un masque plus hideux que celui de Mirabeau. Sa tête bestiale de naissance, primitivement taillée, selon l'expression usuelle, à coups de serpe, fait penser à celle de la hyène, parce que deux yeux ronds roulent sur un fond parcheminé et strié de zébrures blanches.

Les compresses de glycérine diluée :

R.   Glycérine pure........................ 100
      Eau distillée......................... 280
                    D. S. A.

entretenues humides sur place, recouvertes de compresses froides et changées quatre fois par jour, apaisent la douleur due au gonflement et à la suppuration.

Les bains tièdes additionnés d'un demi-litre de menthol van Denn et prescrits au moment de la dessiccation, faciliteront la chute des croûtes, et par l'asepsie empêcheront la formation des abcès.

*Yeux*. — Application continue de compresses d'eau froide ou d'une solution stérilisée par le sublimé à 1 pour 4.000. Ouvrir avec une aiguille à cataracte les pustules de la cornée.

*Bouche et gosier*. — Gargarismes fréquents au *menthol van Denn* (par son menthol et ses autres astringents ou antiseptiques, ce liquide idéal est le meilleur).

Comme boisson :

Jus de citron................... 1 plein verre.
Eau bouillie.................... 1 litre.
Sirop de framboises............ 100 grammes.
le malade vous bénira.

Aux épuisés donner de bonne heure des bouillons concentrés avec œufs ou vin.

Conserve de Damas :

    Gelée de fruits (pommes par exemple). .  500
    Sel marin . . . . . . . . . . . . . . . . . . . . . . . . . . .    1
    Filet de bœuf. . . . .. . . . . . . . . . . .   60
Jus de viande.

*Contre les délires,* surveillance continue pour empêcher le suicide; lavements de chloral, bromure de potassium, sel soude, opium, morphine, sulfate de quinine dans la fièvre paroxystique secondaire.

*Dans la variole verruqueuse,* badigeonnages de teinture d'iode étendue de son volume d'alcool.

*Œdème de la glotte,* scarification et même trachéotomie, les bains tièdes avec affusions froides diminuent la pyrexie.

Dans la varioloïde, comme l'inflammation est superficielle, que les couches profondes du réseau de Malpighi ne sont pas détruites, que l'inflammation ne s'est pas étendue au dessus, la peau peut se régénérer et partant il n'y a plus de cicatrices indélébiles.

Le repos au lit et la diète suffisent dans cette maladie bénigne.

*Vaccination.* — Pour ceux qui l'admettent, car la question n'est pas encore absolument tranchée, elle doit se faire du trois au cinquième mois en évitant de se servir d'une pustule de génisse ; j'ai vu un bel enfant tué par inoculation d'une maladie animale ! Si l'enfant est faible on peut en tout cas attendre jusqu'à deux et même quatre ans.

Les *vaccinateurs* conseillent la *revaccination* tous les six à dix ans. Mais il serait honteux que dans un pays libre comme le nôtre, le gouvernement en vienne à rendre la vaccine obligatoire, nos voisins les Anglais se sont montrés sur ce point d'une intransigeance absolue et chez eux la variole ne fait pas plus de victimes qu'en France.

# CHAPITRE IV

## VARICELLE. — RUBÉOLE. — ROSÉOLE SAISONNIÈRE

Je réunis ces trois bénignes fièvres éruptives en un seul chapitre.

### Varicelle.

Affection épidémique et contagieuse caractérisée par le développement de pustules, de vésicules ou de papules.

*Incubation.* — Cette période est encore absolument inconnue.

*Invasion.* — Début brusque par des phénomènes généraux qui manquent dans la *varicelle vésiculeuse*, et du reste peu accusés : mal de tête, malaise, courbature légère, température de 38 à 39 degrés ; exceptionnellement : vomissements, température de 40 degrés.

*Éruption.* — Se montre vingt-quatre heures après les symptômes précurseurs et l'*exanthème* pas du tout électif dans ses places, apparaît disséminé çà et là, comme semé au hasard, selon l'expression de Maurice Nicolle ; il est constitué par des *taches* rosées qui rapidement deviennent des bulles oblongues peu volumineuses à contours parfois brodés, souvent étranglées en leur partie moyenne et renfermant un liquide opalescent ou citrin.

A certaines places la bulle est remplacée par une *papule* de durée très courte. Les phénomènes généraux s'évanouissent avec l'apparition de l'éruption.

*Dessiccation.* — Les bulles se dessèchent vers le deuxième ou le troisième jour sans *suppuration* et toujours par conséquent sans fièvre secondaire ; des croûtes adhérentes à la peau se forment et laissent ensuite, en se détachant, des taches rouges sans dépression.

### Rubéole.

J'en ai observé cette année (1901) un cas bien typique sur l'un de mes amis, âgé de cinquante ans ; cette fièvre éruptive très rare doit être rangée au nombre des maladies autonomes.

Je dois cependant faire remarquer que la scarlatine et la rougeole régnaient dans Paris quand je fus appelé en consultation par cet ami.

La période d'incubation (il attribuait son mal à un voyage sur l'impériale de l'omnibus par un temps humide et froid) est de dix à dix-huit jours. Il n'y a pas, à proprement parler, de période d'invasion car *l'exanthème* apparaît d'emblée avec une fièvre légère. L'éruption commence à la face et couvre le corps en vingt-quatre heures.

Les taches d'abord *morbiliformes* s'affaissent et s'épandent en nappes scarlatiniformes.

L'*angine* légère existe.

Peu de phénomènes généraux, l'adénopathie généralisée n'est pas très marquée et disparaît avec l'éruption.

Desquamation peu marquée mais laissant toutefois des *macules* visibles de deux à trois semaines.

### Roséole saisonnière.

Est également *épidémique* mais fort peu *contagieuse*.

*Incubation* : quinze à vingt jours.

*Invasion* : symptômes précurseurs généralement légers (frissonnement plutôt que frisson, peudo-fièvre, etc.).

*Éruption.* — Pas d'*énanthème*.

L'éruption se fait en une seule poussée vers le deuxième jour après le commencement de la maladie. Elle est constituée par des taches de roséole, arrondies, peu volumineuses, groupées et plus nombreuses sur les membres, ces taches s'effacent en un à trois jours sans *desquamation*.

Comme il n'y a jamais de complications, la roséole saisonnière *n'exige aucun traitement*.

Pour éviter toute confusion je rappelle que les moules et que certains médicaments (iodures) déterminent parfois une roséole, et que la roséole syphilitique est un des accidents secondaires de la terrible maladie.

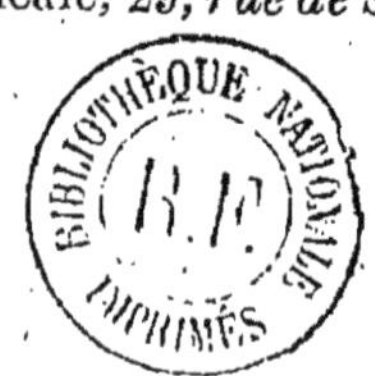

www.ingramcontent.com/pod-product-compliance
Ingram Content Group UK Ltd.
Pitfield, Milton Keynes, MK11 3LW, UK
UKHW020046100726
13658UKWH00004B/1568